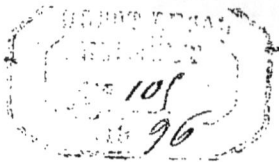

Docteur G. FOULQUIER

CONTRIBUTION A L'ÉTUDE

DE LA

SYPHILIS RÉNALE PRÉCOCE

MONTPELLIER

IMPRIMERIE CENTRALE DU MIDI

(HAMELIN FRÈRES)

—

1896

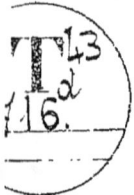

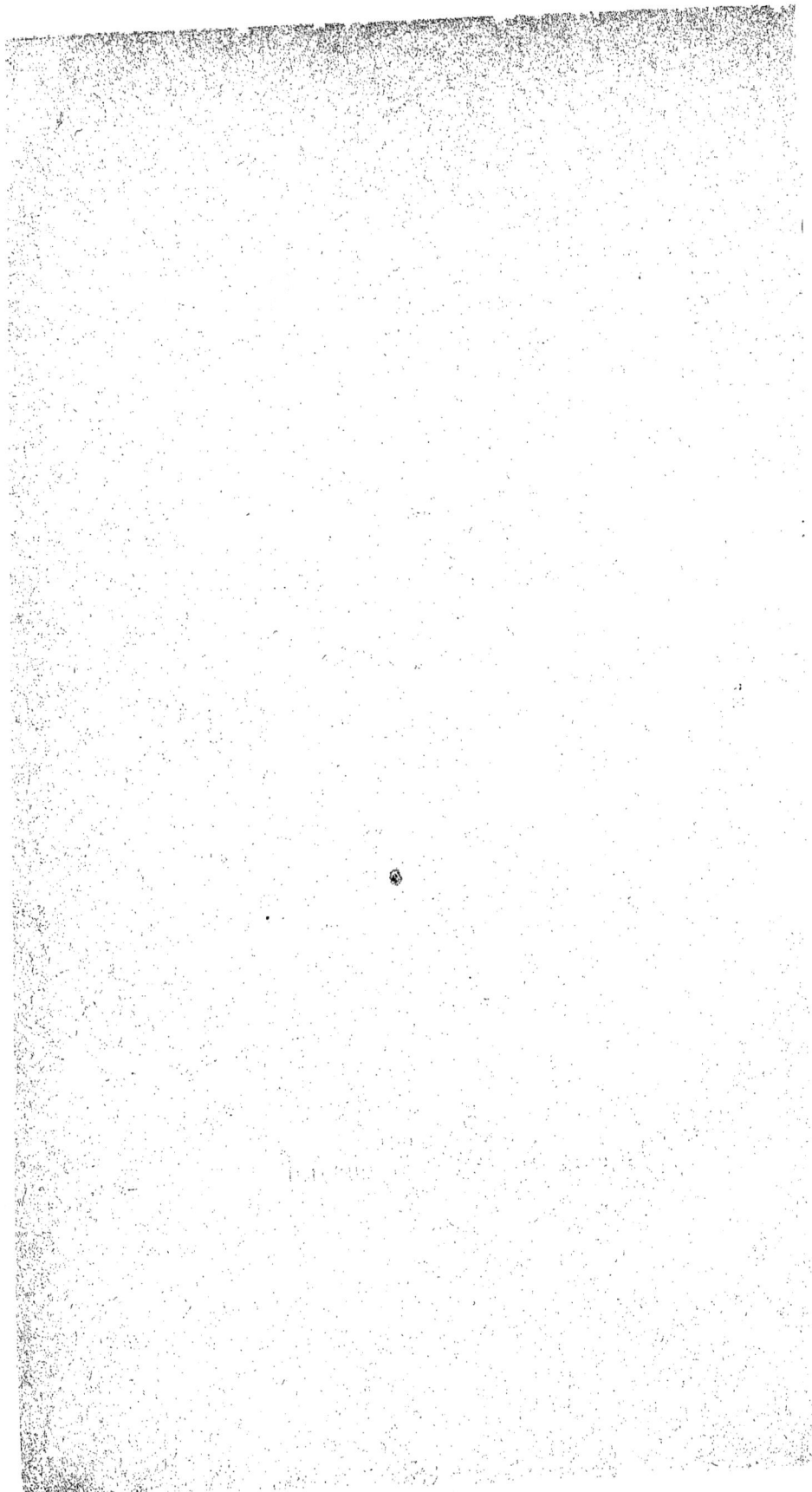

CONTRIBUTION A L'ÉTUDE

DE LA

SYPHILIS RÉNALE PRÉCOCE

PAR

Le Docteur G. FOULQUIER

Ex-interne de l'Asile d'Aliénés de Montdevergues (Vaucluse)

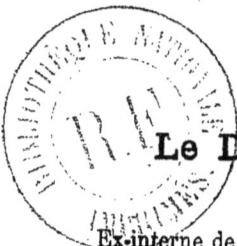

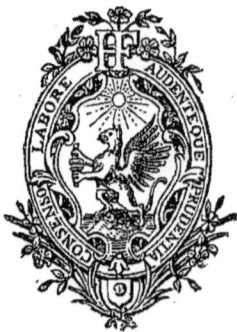

MONTPELLIER

IMPRIMERIE CENTRALE DU MIDI

(HAMELIN FRÈRES)

—

1896

A LA MÉMOIRE DE MA MÈRE

A MON PÈRE

A MON FRÈRE ET A SA FAMILLE

G. FOULQUIER.

MES ANCIENS COLLÈGUES D'INTERNAT

LES DOCTEURS J. MARY ET M. MILLOUX

G. FOULQUIER.

A MON PRÉSIDENT DE THÈSE

MONSIEUR LE PROFESSEUR DUCAMP

G. FOULQUIER.

A MES MAITRES

A MES PARENTS ET A MES AMIS

G. FOULQUIER.

INTRODUCTION

Malgré notre grand désir, en terminant nos études, de traiter un sujet d'aliénation mentale, nous nous voyons obligé d'abandonner cette idée, et nous jetons ailleurs notre dévolu.

Grâce à l'obligeance de M. le professeur Ducamp, qui nous a suggéré l'idée de ce modeste travail, nous allons essayer d'exposer nos vues sur la syphilis rénale précoce.

Depuis longtemps déjà de nombreuses polémiques ont été soulevées dans le monde savant, à propos des rapports existant entre la syphilis et les autres maladies ; dans ces derniers temps, grand nombre d'auteurs se sont livrés à des recherches sur les rapports qu'il y a entre l'albuminurie et la syphilis, surtout à la période secondaire.

Nous avons eu le bonheur de pouvoir suivre depuis quelque temps un malade très intéressant, dont nous donnons d'ailleurs l'observation tout au long au cours de ce travail ; ce malade, ayant contracté la syphilis l'année dernière, a présenté, au mois de mai 1896, de l'albuminurie.

Nous aurions voulu traiter plus complètement un sujet aussi important que l'est celui-ci, mais nous avons été un peu pressé par le temps, aussi solliciterons-nous l'indulgence de nos juges pour les défectuosités qu'ils y découvriront. Ce travail est divisé en cinq parties :

1° Historique ;

2° Étiologie et symptomatologie ;

3° Pathogénie ;

4° Anatomie pathologique ;

5° Diagnostic ; pronostic et traitement.

Avant d'entrer en matière, que M. le professeur Ducamp nous permette de lui exprimer toute notre gratitude pour la bienveillance qu'il a toujours montrée envers nous et pour les conseils éclairés qu'il a su nous donner ; qu'il reçoive, en outre, nos plus grands remerciements pour l'honneur qu'il nous fait en acceptant la présidence de notre thèse.

CONTRIBUTION A L'ÉTUDE

DE LA

SYPHILIS RÉNALE PRÉCOCE

HISTORIQUE

La syphilis rénale avait été méconnue jusqu'en 1840, et l'albuminurie que l'on observait chez des syphilitiques était attribuée, par plusieurs auteurs, à l'action du mercure. Cependant, Rayer démontra que certains cas de maladie des reins relèvent de la cachexie vénérienne, tandis que l'on constate exceptionnellement de la néphrite à la suite d'intoxication mercurielle professionnelle.

Après Rayer, Wirchow, Lancereaux, Cornil, etc., ont décrit d'autres formes de syphilis rénale se présentant sous l'aspect du gros rein blanc, du petit rein rouge ou caractérisées par la présence de gommes.

A partir de ce moment, on avait donc des notions assez complètes sur la syphilis tertiaire du rein. Ce n'est que bien plus tard que l'on reconnaîtra l'existence de l'albuminurie dans le cours des accidents secondaires de la syphilis; et on

en arrivera même à constater une véritable néphrite syphilitique précoce capable d'entraîner la mort.

En 1867, Perroud, le premier, publia sur cette forme d'albuminurie deux observations ; Jaccoud et Mauriac en avaient
déjà observé des exemples dès 1864.

En 1878, nous avons la thèse de Descouts, bientôt suivie
des travaux de Drysdale, Bamberger, Wagner, Veigert.
Hardy, en 1879, a dans son service un malade dont il fait
le sujet d'une clinique.

En 1881, nous avons un mémoire de M. Barthélemy contenant plusieurs observations. En décembre 1881, M. Marti-
net communique une observation qui est publiée dans la *France
médicale* du 1er décembre.

La question prend surtout de l'extension en 1882 et 1883,
avec les thèses de Cohadon et de Negel, et en 1886 avec le
mémoire de Mauriac.

« L'albuminurie syphilitique, disent Lécorché et Talamon,
n'est pas encore une notion courante. On ne la décrivait, il
y a peu d'années, que dans la période tertiaire, et encore
était-ce surtout la cachexie qu'on incriminait comme cause de
dégénérescence amyloïde, plutôt que la syphilis même, dont
l'influence n'était admise que lorsqu'il existait des gommes
dans le rein.

Mais la plupart des auteurs sont muets sur l'albuminurie
de la période secondaire. Il semble douteux, dit Roberts dans
son *Traité des maladies des reins*, que le poison syphilitique
puisse produire un mal de Bright aigu ; et il regarde comme
de simples coïncidences les cas de néphrite aiguë attribués
à la syphilis. Mais il ne faut pas oublier qu'on disait autrefois
la même chose de l'hépatite ou de l'encéphalite syphilitique,
qu'on n'est plus guère aujourd'hui tenté d'expliquer par des
coïncidences fortuites.

La vérité est que l'albumine n'est pas recherchée d'habitude dans l'urine des sujets qui viennent consulter pour des accidents secondaires. On n'examine l'urine que lorsque des phénomènes graves, comme l'œdème, forcent pour ainsi dire l'attention, et le fait est dès lors publié comme un cas exceptionnel. Il n'en serait peut-être pas ainsi si l'albuminurie était recherchée méthodiquement dans la syphilis secondaire, comme dans la fièvre typhoïde par exemple...

Cette étude ne peut être faite que dans les services spéciaux affectés aux syphilitiques. Si elle montrait, comme nous en sommes convaincu d'après l'examen de quelques faits, la fréquence de l'albuminurie légère au moment de l'apparition de la roséole et des plaques muqueuses, on serait moins sceptique à l'égard des observations de néphrite syphilitique précoce publiées depuis Perroud jusqu'à Mauriac. Ces faits apparaîtraient alors dans leur véritable jour, non comme des exemples de coïncidence, mais comme l'expression d'une action maxima de la syphilis sur le rein.

Enfin, depuis une dizaine d'années, grand nombre d'auteurs s'en sont encore occupés, car nous avons les travaux de Lécorché et Talamon (*Méd. moderne*, 10 septembre 1891). de Jaccoud en 1893, les leçons cliniques de Mauriac en 1890, la thèse de Prendergast en 1892 et de Regnier en 1895.

Les cas où l'autopsie a été faite sont fort peu nombreux, et, de plus, on a presque toujours constaté que les reins avaient les lésions légères de la néphrite parenchymateuse à son début et que, de plus, l'épithélium des tubuli contorti avait subi la dégénérescence graisseuse particulière à cette affection. « Ce qui domine l'histoire des rapports du mal de Bright avec la syphilis, disent Lécorché et Talamon, c'est encore, comme pour la tuberculose, la fréquence de la dégénérescence amyloïde associée aux lésions rénales. Nous avons parlé de l'albuminurie syphilitique de la période secondaire, des néphrites aiguës précoces avec anasarque, qui ne peuvent être attribuées qu'à l'action directe du poison syphilitique. Il n'est guère douteux, quoique non encore directement démontré, que ces néphrites aiguës puissent passer à l'état chronique et aboutir au mal de Bright atrophique ; la situation est la même que pour la néphrite scarlatineuse.

» Mais ce qui est parfaitement prouvé, c'est qu'on trouve, à l'autopsie des syphilitiques morts avec les symptômes du mal de Bright, les reins gros, moyens ou atrophiés, et que, dans l'immense majorité des cas, il s'agit de gros et de petits reins blancs graisseux et amyloïdes.» Et plus loin : « Quand on aura affaire à un brightique à la fois syphilitique et saturnin, ou syphilitique et goutteux, ce qui n'est pas absolument rare, il sera évidemment fort difficile de faire à chaque maladie sa part pathogénique. Mais, lorsque la syphilis existe seule dans les antécédents du sujet, nous pensons qu'il faut interpréter ainsi la succession des lésions : soit insidieusement, soit à la suite de poussées aiguës successives, soit à la suite d'une glomérulo-néphrite contemporaine de la période secondaire, l'inflammation atrophique du rein s'est établie et progressivement développée, donnant lieu à des symptômes plus ou moins bruyants ; puis, après une évolution d'une durée variable, la dégénérescence amyloïde et la stéatose envahissent l'organe et déterminent des accidents rapidement mortels. »

Plus tard, Jullien dit : « Quoi qu'il en soit, nous sommes en possession aujourd'hui d'une vingtaine de faits qui nous prouvent péremptoirement la vulnérabilité des reins pendant la première année qui suit le coït infectant. Dans plus d'une circonstance, la maladie s'accusait par un syndrome brightique typique, et ce ne fut que par la coïncidence des poussées, l'inutilité de la cure lactée et l'efficacité rapide des spécifiques, que la véritable nature en fut reconnue. Nous ne pouvons donc pas douter que le virus porte atteinte à l'intégrité des tubuli, par suite de l'altération spécifique des gaînes lymphatiques périvasculaires ; demain peut-être, un histologiste nous montrera les glomérules gorgés d'organismes virulents, mais, pour aujourd'hui, réservons l'hypothèse et contentons-nous de répéter avec Gubler : « Lorsque les facteurs étiologiques d'une albuminurie vous échappent, cherchez la syphilis. »

ÉTIOLOGIE ET SYMPTOMATOLOGIE

La syphilis rénale précoce ne peut en réalité comprendre dans son cadre que les accidents rénaux survenus durant les trois premières années de la syphilis. C'est surtout dans les premiers mois en effet que l'on aperçoit ces accidents.

Mauriac, sur 23 cas qu'il a rassemblés, a vu les accidents apparaître juste deux mois après le début du chancre dans 8 de ces cas. Nous pouvons donc dire que la coïncidence avec la première ou la deuxième poussée des accidents secondaires est habituelle, et fournit même la meilleure base pour le diagnostic étiologique de cette néphrite. Lécorché et Talamon ont même observé un cas de mort au cent-vingtième jour de la syphilis, quarante-deuxième de la néphrite ; mais il faut croire que, dans ce cas, le mauvais état général avait dû jouer le rôle de cause adjuvante.

L'albuminurie survient insidieusement dans la grande majorité des cas, elle ne s'accuse d'abord par aucune signe révélateur et passerait inaperçue, si l'on n'examinait pas systématiquement les urines de tous les malades : On la trouve souvent légère, elle persiste quelques jours ou quelques semaines au plus et disparaît en même temps que les éruptions sous l'influence du traitement mercuriel.

D'autres fois, on peut observer tous les degrés du syndrome brightique aigu et subaigu, jusqu'aux plus graves. On voit alors survenir assez brusquement, et quelquefois avec un

très léger état fébrile, de la fatigue, des malaises, de la céphalée, des douleurs lombaires et bientôt des œdèmes, légers
et fugaces, puis plus persistants, aux membres inférieurs, aux
organes génitaux, à la face, enfin de l'anasarque généralisée.
Les malades sont très pâles et bouffis, leur peau est sèche ;
qu'il se produise ou non un épanchement pleural, ils se plai-
gnent généralement de dyspnée. Les urines, de quantité normale ou plus souvent diminuées dès le début, ne tardent pas
à descendre à 1 litre et quelquefois moins en vingt-quatre
heures ; elles sont troubles, parfois rosées, contiennent toujours
de l'albumine en proportion notable jusqu'à 15 ou 20 grammes
par litre. Au microscope, on y trouve des globules rouges et
blancs, des cylindres hématiques, muqueux, épithéliaux et
granuleux, et des cellules épithéliales altérées (Darier). La céphalalgie, l'insommie, les vomissements et la diarrhée, l'ascite
s'installent ; la dyspnée augmente, affectant parfois la forme de
pseudo-asthme. Après quelques semaines pendant lesquelles
il y a alternative entre les périodes d'aggravation et d'amélioration, tantôt l'hydropisie, la cachexie augmentent, et le malade succombe à l'une quelconque des formes de l'urémie, ou
à l'asystolie, ou à l'œdème de la glotte, ou encore à une com-
plication pulmonaire ; tantôt et plus souvent il guérit. C'est
alors que le rein a été moins profondément lésé ou que le traitement a été administré à temps et bien supporté. La guérison
peut être complète au bout de cinq à sept semaines, quelquefois de quatre ou cinq mois seulement ; d'autres fois on voit
persister une albuminurie à durée indéfinie (Mauriac).

Cette néphrite syphilitique précoce n'a donc aucun attribut
qui la différencie cliniquement de celle qui survient à la suite
des maladies infectieuses ou de la néphrite *a frigore ;* elle n'est
caractérisée que par les conditions dans lesquelles elle survient et par son pronostic moins grave, en raison de l'action que peut avoir sur elle le traitement spécifique.

Nous allons citer ici deux observations empruntées à Perroud. Elles nous serviront, avec celles qui suivront, à établir d'une façon à peu près certaine l'existence de l'albuminurie dans la période secondaire de la syphilis.

Observation I

(Publiée par le Dr PERROUD, médecin de l'Hôtel-Dieu à Lyon. Journal de médecine de Lyon, 1867.)

Syphilis secondaire. — Anasarque. — Albuminurie. — Epistaxis. — Iritis syphilitique. — Accidents scrofuleux antérieurs.

Jean-Marie P..., de Villefranche (Rhône), domicilié à Lyon, entre le 14 novembre 1865 à l'Hôtel-Dieu, dans la salle St-Bruno, n° 17. Ce malade est tailleur, mais depuis deux mois il exerce la profession de brasseur : il a un tempérament lymphatique exagéré, et porte sur la jambe droite les traces d'une nécrose du tibia, dont il est guéri maintenant, et dont il a souffert il a quatre ans.

Il y a quatre mois, il eut un chancre induré accompagné de la pléïade ganglionnaire inguinale ; quelque temps après, il lui est survenu des boutons au fondement et sur la peau. Il y a huit jours, sans cause appréciable, survint une anasarque qui, après avoir débuté aux membres inférieurs, a envahi successivement les bourses, l'abdomen, les membres supérieurs et la face ; il y a deux mois, le malade dit avoir ressenti dans les lombes un point douloureux qui persista près d'un mois.

A son entrée dans notre service, nous constatons chez P... l'état suivant. Roséole syphilitique assez confluente sur le devant et sur les bourses ; engorgement multiple et indolent des ganglions inguinaux, l'induration chancreuse a disparu.

Œdème considérable des parois abdominales, des bourses, des quatre membres et de la face, teinte un peu anémique des téguments ; pas d'ascite ; quatre ou cinq selles diarrhéiques par jour ; un peu d'anorexie ; langue bonne.

Douleur sourde dans la région lombaire ; urines peu abondantes, très colorées, donnant par l'acide nitrique un très abondant précipité albumineux ; pas d'amblyopie ; aucun souffle cardiaque ; toux fréquente, dyspnée faible, surtout dans le décubitus horizontal ; nombreux râles ronflants et sibilants dans les deux poumons, sans matité thoracique ; crachats aqueux et mousseux peu abondants. Le malade est très affaibli et ne présente pas de fièvre.

Protoiodure de mercure, 8 centigrammes en pilules. Un gramme de perchlorure de fer en potion.

Le 20 novembre, les douleurs lombaires persistent ; l'anasarque paraît avoir augmenté : urines toujours très albumineuses ; épistaxis abondantes. On ajoute à la potion 2 grammes d'ergotine. Le 23, l'anasarque commence à diminuer et poursuit son mouvement de décroissance, de telle sorte qu'il a à peu près complètement disparu le 5 décembre ; pendant cette période, on a dû ouvrir à la lancette un abcès qui s'était formé à la marge de l'anus, et l'on a constaté de nombreuses épistaxis : le protoiodure hydrargyrique est continué à la dose de 10 centigrammes et les accidents syphilitiques s'effacent rapidement.

Le 5 décembre, vives douleurs lombaires, urines sanguinolentes, très fortement albumineuses ; le malade supporte difficilement le perchlorure de fer. Emplâtre stibié sur les lombes ; deux prises de souscarbonate de fer et d'ergot de seigle.

Le 11 décembre, le malade demande son exéat ; les diverses éruptions syphilitiques ont complètement disparu, ainsi que l'anasarque ; l'état général est bien meilleur, mais les urines sont toujours foncées et albumineuses, et le patient ressent encore quelques douleurs lombaires. P... ne reste que quelques jours en ville ; il rentre dans le service le 2 janvier 1866, à peu près dans le même état qu'à son départ. Protoiodure de mercure, 8 centigrammes.

Le 11 janvier, l'albumine a augmenté dans les urines : on ajoute alors au traitement une potion contenant un gramme de perchlorure de fer et un gramme d'ergotine.

Le 12 janvier, on est obligé de supprimer le mercure pour parer à une stomatite assez intense : on continue le fer et l'ergotine, et l'on donne au malade un régime aussi tonique que possible (viandes, vin de Bordeaux).

Le 28 janvier, P... est guéri de sa stomatite ainsi que d'une otite catarrhale qui lui était survenue le 17. Il reprend l'usage du protoiodure hydrargyrique, et demande son exéat le 2 février, conservant encore un nuage albumineux dans l'urine sur l'influence de l'acide nitrique.

Au mois de mars 1866, le malade rentre à l'hospice pour iritis. Le chef de service, induit en erreur par de faux renseignements et ne

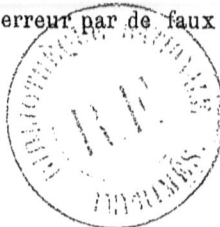

2

pouvantse fixer sur aucun accident syphilitique concomitant, institue un traitement non spécifique (antiphlogistique, salivation par le calomel) ; l'iritis guérit avec une déformation de la pupille, gênant beaucoup la vision de l'œil droit, et P... quitte l'Hôtel-Dieu le 24 avril 1866 ; l'état général est très bon ; pas d'anasarque ; l'urine ne donne qu'un très léger nuage par l'acide nitrique.

Observation II

(Publiée par le Dr PERROUD, médecin de l'Hôtel-Dieu de Lyon. — *Journal de Médecine de Lyon*, 1867.)

Accidents syphilitiqnes secondaires. — Albuminurie. — Anasarque, hydrothorax. Mort et autopsie.

Pierre S..., matelassier à Lyon, âgé de vingt-deux ans, entre le 2 janvier 1866 à l'Hôtel-Dieu, salle St-Jean, n° 2.

Ce jeune homme a eu il y a deux mois un chancre induré qui a duré trois semaines en s'accompagnant de la pléiade ganglionnaire inguinale ; quelques jours après, sont survenus des boutons aux bourses, au fondement et sur la peau, en même temps qu'une angine avec enrouement; depuis quelques jours seulement a apparu une anasarque qui a rapidement envahi la moitié inférieure du corps.

Au moment de son entrée dans le service, le malade présente de nombreuses plaques muqueuses aux bourses et à la marge de l'anus, quelques plaques ulcérées sous la langue et sur les amygdales, de nombreuses croûtes dans les cheveux, des plaques cuivrées sur le devant de la poitrine et une syphilide papuleuse généralisée : sa voix est rauque et complètement voilée ; l'induration chancreuse a disparu mais la pléïale inguinale persiste.

Anasarque s'étendant aux deux membres inférieurs et aux parois abdominales ; la face est pâle et un peu bouffie, les urines sont fortement colorées et renferment une quantité considérable d'albumine ; douleurs lombaires très vives, surtout à gauche de la colonne vertébrale, augmentées par les efforts de respiration, mais non exaspérées par la pression.

Rien au cœur, pas de fièvre ; langue bonne, appétit conservé, digestion facile, selles normales ; protoïodure hydrargyrique, huit centigrammes en trois pilules ; perchlorure de fer, un gramme, et ergotine deux grammes en potion ; pansement des plaques muqueuses avec calomel.

Le 17 janvier, l'état du malade est à peu près le même, il supporte difficilement le perchlorure.On ajoute à la prescription un gramme d'iodure de potassium dans la tisane.

Le 26, l'anasarque a fait de notables progrès ; les éruptions syphilitiques sont presque complètement disparues, diarrhée assez abondante.

On continue l'iodure de potassium, le mercure, mais on est obligé de supprimer le fer qui est remplacé par le quinquina, du vin de Bordeaux et des frictions avec la teinture de scille.

La diarrhée persiste, mais depuis le 3 février l'anasarque diminue assez rapidement.

Le 6 février, survient une rougeur érysipélateuse de la jambe gauche, et le 7 pendant la nuit, apparaît une dyspnée très considérable ; le matin le malade rend quelques crachats sanguinolents ; il est très oppressé et présente de la matité dans le côté droit de la poitrine avec diminution du murmure vésiculaire. Ces accidents augmentent rapidement, et la mort survient le 13 février, les urines n'ayant pas cessé d'être albumineuses. Autopsie trente-quatre heures après la mort. Cadavre infiltré mais sans putréfaction.

Les reins sont notablement augmentés de volume, leur surface est pâle et l'organe tout entier paraît à la coupe moins coloré qu'à l'état normal.

La substance corticale est plus altérée que la substance tubuleuse, elle est hypertrophiée, légèrement rosée, parsemée de stries et de petites tâches d'un blanc jaunâtre, et elle envoie entre les pyramides de nombreux prolongements qui semblent les étrangler.

Pas de sclérose de l'organe.

Le microscope démontre, dans les canalicules de la substance corticale, les cellules de revêtement infiltrées d'une grande quantité de granulation dont quelques-unes très réfringentes paraissent être graisseuses ; cette infiltration est plus prononcée dans les points jaunâtres que dans ceux qui se rapprochent par leur coloration de l'état normal.

Quelques corps fusiformes se remarquent dans les espaces intercanaliculaires. Les cellules des tubes urinifères de la substance tubuleuse sont moins altérées que celles de la substance corticale. On trouve dans les calices un liquide trouble, blanchâtre, qui doit son opalescence à la présence d'un grand nombre de cellules granuleuses et de noyaux épithéliaux libres.

La rate est saine.

Le foie a sa texture normale ; la capsule de Glisson présente de nombreuses adhérences péritonéales sur la partie antérieure de l'organe et quelques taches opalines très superficielles ne se prolongeant pas en forme de cicatrice dans le tissu hépatique.

Les poumons sont tous les deux très engoués et un peu œdématiés ; ils crépitent encore, mais ils ne s'affaissent pas sur eux-mêmes et ils donnent issue à la coupe à une grande quantité de sérosité jaunâtre et légèrement spumeuse.

Quelques noyaux crétacés se remarquent au sommet du poumon gauche ; de nombreuses adhérences fibreuses anciennes attachent ce poumon aux parois thoraciques.

A droite la plèvre est saine, mais contient deux litres environ de sérosité transparente.

Le cœur est un peu hypertrophié. Cette hypertrophie porte sur le ventricule gauche. — Pas d'altération des valvules ni des orifices.

Le péritoine contient une petite quantité de sérosité limpide. Légère augmentation du liquide des ventricules. La masse encéphalique est saine.

Aucune altération des testicules, ni de leurs enveloppes. Légère hypertrophie des ganglions inguinaux.

J'ai cité ces deux observations, quoique déjà elles fassent partie de la thèse de Cohadon (1882), pour plusieurs motifs :

1° Parce que ce sont pour ainsi dire les premièrespubliées;

2° A cause des réflexions dont les fait suivre Perroud : « Dans les deux cas, dit-il, on trouve l'ensemble des acci- dents morbides de la maladie de Bright : albuminurie per- sistante et suffusions séreuses diverses. Ces accidents se sont développés quatre et deux mois après le chancre induré, en même temps que les lésions secondaires. N'y a-t-il que coïncidence, n'y aurait-il pas plutôt rapport de cause à effet, et ne pourrait-on considérer dans ce cas la maladie de Bright comme un accident précoce de la syphilis ? C'est ce que nous croyons en présence du résultat du traitement.....

Le traitement qui nous a paru réussir est celui de la période secondaire, le mercure. L'iodure de potassium produirait-il de bons effets ? Nous l'avons administré dans notre observation II et l'on en connaît les résultats. Nous ferons remarquer ici que les accidents syphilitiques concomitants ont cédé beaucoup plus rapidement que les lésions rénales au traitement spécifique. »

De ceci, il résulte donc que, l'un des premiers, le docteur Perroud a presque affirmé que l'on pouvait considérer, dans certains cas, la maladie de Bright comme un accident précoce de la syphilis.

ANATOMIE PATHOLOGIQUE

Les quelques autopsies pratiquées chez des sujets atteints de néphrite syphilitique précoce et dont nous citons ici même deux observations, ont permis de reconnaître histologiquement l'état des reins; nous allons donner le résultat de l'examen histologique fait par M. Darier à propos de ces deux observations :

« Ce qui frappe tout d'abord sur les coupes, après action de l'acide osmique, c'est qu'il existe dans chaque lobule du rein un certain nombre de tubes urinifères, dont l'épithélium est en état de dégénérescence avancée. Ces tubes très altérés sont groupés par deux ou trois, quelquefois cinq ou six, rarement plus ; leur épithélium est infiltré de gouttelettes de graisse de grosseur inégale, noires sous l'influence du réactif, souvent plus abondantes dans la partie basale des cellules. Parfois même les cellules dont le noyau n'est plus reconnaissable, qui n'ont plus de limite nette, sont complètement transformées en amas de granulations graisseuses ou protéiques remplissant la lumière du canalicule.

Mais l'immense majorité des autres tubes (canaux contournés et anses larges), s'ils ne sont pas atteints d'altérations aussi profondément désorganisatrices, n'en n'offrent pas moins des lésions évidentes; elles consistent en vacuolisation de la partie centrale de la cellule, élimination du contenu de ces vacuoles, présence de boules colloïdes et de détritus granuleux formant parfois un réseau qui encombre la lumière, tandis que les cellules ont subi une diminution de leur hauteur. Par places se voient des cylindres finement granuleux, ou colloïdes et homogènes, dans les tubes. L'épithélium des anses grêles et des canaux collecteurs est beaucoup moins atteint; quelquefois on y trouve des granulations graisseuses et des cylindres.

Les glomérules sont peu altérés; l'épithélium du bouquet vasculaire contient pourtant souvent des granulations graisseuses, et celui de la capsule semble gonflé mais ne prolifère pas. Il n'y a pas de glomérules en état de transformation fibreuses.

Les lésions interstitielles sont très discrètes; dans des points très limités se voit un tissu conjonctif un peu augmenté et riche en cellules; il n'y a nulle part de nodules embryonnaires ou d'amas de leucocytes. Les capillaires sont gorgés de sang en quelques points; il y a même par place de petites hémorragies et l'on trouve du sang jusque dans la lumière des canalicules qui traversent ces foyers. Les vaisseaux d'un certain calibre, artères et veines, ne présentent pas de lésion appréciable. »

D'après cet examen, ces reins nous paraissent donc atteints de néfrite diffuse récente avec lésions parenchymateuses intenses et généralisées, et lésion interstitielle à peine ébauchée. Il est vrai que la maladie n'avait eu, dans ce cas, qu'une durée de trois semaines. Quoique cette néphrite n'ait aucun caractère spécifique, il paraît pourtant légitime de l'attribuer à la syphilis qui était en pleine activité de la période secondaire chez ce malade; d'autant plus que les recherches histologiques, ayant porté sur d'autres organes, ne conduisent pas à admettre l'existence d'une autre infection.

L'examen histologique des reins du malade qui fait le sujet de notre observation IV nous montre aussi qu'il s'agit d'une néphrite diffuse subaiguë caractérisée par une sclérose bien marquée et déjà assez avancée dans son évolution, avec glomérulite et dégénérescence granulo-graisseuse des éléments parenchymateux.

Ici, de nouveau, cette néphrite n'a, par elle-même, aucun caractère qui permette d'affirmer positivement qu'elle est d'origine syphilitique ; pourtant, il paraît justifié d'attribuer à la syphilis la lésion parenchymateuse qui a joué le plus grand rôle dans l'insuffisance urinaire cause de la mort suivant les deux observations dont nous parlons.

Observation III

(Prise dans le service de M. le professeur Fournier)

(Publiée par Hudelo, *Annales de dermatologie et syphiligraphie*)

Le nommé Nicolas J..., âgé de trente-quatre, terrassier, entre, le 18 février 1893, dans le service de M. le professeur Fournier (salle St-Louis, n° 30).

Les antécédents héréditaires du malade ne présentent rien à noter.

Les antécédents personnels se réduisent à ceci : Une fièvre typhoïde dans l'enfance, une bronchite à dix-sept ans. Pas de maladie aiguë récente ; pas de rhumatisme ; pas de paludisme ; éthylisme léger ; le malade raconte que son métier l'oblige souvent à travailler en tranchée, dans des lieux humides, sous terre.

Il y a cinq jours, le malade remarque pour la première fois qu'il a les pieds enflés ; depuis, l'œdème a envahi rapidement les membres inférieurs et le scrotum, de plus le malade ressent une oppression assez vive.

A l'examen, on constate tout d'abord les symptômes d'une syphilis récente : sur le tronc et les membres, on voit une éruption de papules d'un rouge brun, saillantes, quelques-unes entourées à leur périphérie d'une collerette épidermique ; sur certains points, l'éruption se fusionne en placards surélevés, squameux, psoriasiformes (membres inférieurs, plis du jarret, dos) ; sur le gland, quelques papules non érosives ; aux deux commissures buccales, érosions fissuraires, grisâtres. Le malade est donc porteur d'une éruption cutanée syphilitique secondaire et de plaques muqueuses labiales ; il y a un mois, il aurait eu une éruption plus discrète de quelques taches, sur le tronc (roséole) ?

Quant au chancre, il n'a pas été noté par le malade, mais il reste encore, comme vestige de cet accident, un très petit noyau dur à la face inférieure du gland dans l'épaisseur du fourreau de la verge, et dans les deux aînes, surtout à droite, une polyadénopathie dure, indolente, typique.

Le malade est donc un syphilitique avéré en cours de lésions secondaires, vraisemblablement au quatrième ou cinquième mois depuis le début de l'infection.

Il présente un œdème considérable des deux membres inférieurs, depuis leur extrémité jusqu'à leur racine, œdème blanc, peu dur, indolent ; le scrotum est très fortement œdématié, et la tuméfaction atteint la paroi abdominale dans sa partie inférieure. Cet œdème, avonsnous dit, s'est développé en cinq jours, il est apparu brusquement sans douleurs lombaires, sans refroidissement bien net ; le malade affirme n'en avoir jamais présenté antérieurement, même à un moindre degré.

Pas d'ascite appréciable.

Depuis plusieurs semaines, le malade éprouvait une céphalalgie continuelle, qui s'est accrue depuis l'apparition de l'œdème ; quelques épistaxis également depuis quelque temps.

Il se plaint depuis quelques jours d'une dyspnée assez marquée, la respiration est fréquente, courte, sans autres altérations du rythme.

L'appétit est très diminué depuis quatre à cinq jours, mais le malade n'a ni nausées, ni vomissements, ni diarrhée.

Les urines que le malade émet devant nous sont un peu troubles, couleur bouillon ; la chaleur, l'acide nitrique, font constater un abondant dépôt d'albumine ; le malade n'a pas de pollakyurie ; il ne semble pas non plus avoir de polyurie.

Le cœur est gros, la pointe abaissée ; les bruits sont nets, on perçoit un bruit de galop typique (dédoublement du 1er temps). Pas de bruit de souffle.

Le pouls est plein, régulier : 90 pulsations.

On entend dans les deux poumons des râles bronchitiques disséminés, la respiration est affaiblie aux deux bases au niveau desquelles on note de la submatité en arrière sur une hauteur de trois travers de doigt : pas de souffle ; quelques râles sous-crépitants à la base gauche.

Expectoration muqueuse, non collante.

Traitement : régime lacté absolu, ventouses sèches.

19 février. — Le malade a très mal dormi ; il ne peut rester couché, et est resté assis sur son lit une partie de la nuit. Il est pâle, sans œdème de la face, ni des paupières.

20. — Oppression très augmentée ; sommeil nul. Par la percussion, on note de la matité aux deux bases en arrière ; à l'auscultation, râles sous-crépitants abondants et fins à gauche.

L'expectoration est restée claire, muqueuse, non adhérente, mais elle est striée de filets de sang assez abondants.

Même traitement.

21. — Insomnie persistante ; dyspnée continuelle. L'œdème persiste et aurait plutôt un peu augmenté. Les urines sont aujourd'hui colorées, un peu rougeâtres, sans être hématiques ; elles laissent au fond du vase par le repos un abondant dépôt floconneux. Les urines de vingt-quatre heures (du 20 matin au 21 matin), examinées par M. Catelineau, donnent les résultats suivants : vol., 1200 grammes ; densité, 1013 ; réaction, acide ; urée, 30 gr. 50 ; albumine, 3 gr. 66.

Traitement : KI, 1 gramme ; 1 gramme de frictions ; régime lacté 3 litres), ventouses.

22. — La dyspnée, un peu amendée, a permis au malade de reposer un peu la nuit dernière. La toux est fréquente, pénible, quinteuse ; l'expectoration est assez abondante, muqueuse.

L'œdème a envahi tout le fourreau de la verge.

La céphalée ne se calme pas.

Pas de vomissements, ni de diarrhée.

A l'auscultation, on constate à la base du poumon droit, en arrière, un large foyer de râles sous-crépitants fins, sans souffle ; matité aux deux bases.

Les urines sont troubles, colorées, déposent abondamment (vol. 1900 gr. ; D. 1012 ; urée 38,57 ; albumine 11 gr. 02.)

M. Darier examine au microscope le dépôt urinaire ; il trouve des globules rouges abondants ; des cylindres de nature très variée (cylindres hématiques, muqueux, épithéliaux et granuleux, et un petit nombre de cylindres hyalins) ; les leucocytes, les cristaux, rares.

23. — L'état général du malade s'est considérablement aggravé depuis hier soir ; il a passé toute la nuit assis dans un fauteuil, sans dormir, en proie à une dyspnée extrême. Nous le trouvons ce matin en orthopnée : inspiration énergique, expiration pénible, un peu sifflante pas de tirage ; pas de respiration de Cheyne-Stokes.

La toux est quinteuse, fatigante.

Pas de vomissements ; un peu de diarrhée dans la nuit ; soif vive, langue saburrale, humide.

La céphalalgie a à peu près disparu.

L'expectoration est assez abondante, spumeuse, colorée en jaune brun, visqueuse, adhérente.

L'examen du thorax révèle une matité complète dans toute la moitié inférieure, surtout à droite ; à gauche, à la base, la matité est moins complète. On entend à la base droite un souffle à timbre relativement doux, ne se prolongeant pas du côté opposé, et mêlé à des râles sous-crépitants fins, presque crépitants ; à la base gauche, râles sous-crépitants nombreux ; dans le reste de la poitrine, râles sibilants abondants. La matité péricardique est manifestement accrue ; le bruit de galop s'entend toujours avec la plus grande netteté.

Pouls petit, faible, mais régulier : 140 pulsations. Le malade cyanosé surtout au niveau des lèvres, des mains qui sont froides, couvert de sueur, est soumis à des injections d'éther, de caféine, avec inhalations d'oxygène, ventouses répétées, cataplasmes sinapisés ; suppression de l'iodure et des frictions.

Urines : vol. 800, D. 1015 ; urée 20,64 ; albumine 4 gr. 80.

24. — Amélioration marquée de la dyspnée ; 50 respirations ; les lèvres et les mains sont moins cyanosées, mais le malade n'a pas dormi la nuit et est encore couvert de sueurs.

L'expectoration reste un peu visqueuse, ambrée de couleur.

Le souffle n'est plus entendu à la base droite en arrière, mais on entend aujourd'hui à la même base, en avant, du souffle doux, des râles sous-crépitants fins en foyer ; la matité est complète à ce niveau. Notons qu'en arrière, la matité persiste des deux côtés dans plus de la moitié de la hauteur du thorax.

Les bruits cardiaques deviennent plus sourds, plus lointains ; la matité cardiaque est accrue verticalement et transversalement ; on entend toujours nettement le bruit de galop.

Le pouls est à peine perceptible, irrégulier, 100 pulsations environ.

L'œdème est stationnaire, la diarrhée a disparu.

Urines : vol. 1100 ; D. 1014 ; urée 33,33 ; albumine 8 gr. 14.

25. — L'état général continue à s'améliorer légèrement ; le malade a un peu dormi ; respiration 48 ; pouls 100, petit, mais plus régulier.

Expectoration aérée, non colorée, un peu collante encore. Râles sibilants dans la partie supérieure des deux poumons ; large foyer de râles sous-crépitants fins dans toute la moitié inférieure du poumon droit, surtout à la base.

Le malade est toujours apyrétique : 36°4 le soir ; 36°2 le matin. L'œdème est stationnaire.

26. — Amélioration persistante ; respiration 36 ; pouls régulier, plus ample : 102 pulsations. T.: 36°5.

Le souffle a disparu dans le poumon droit, les râles fins ont diminué et fait place à de gros râles humides et sibilants ; mais la matité persiste des deux côtés aux bases.

Les urines sont claires et ont atteint dans les vingt-quatre heures trois litres.

27. — L'oppression est très modérée. Pouls ample : 100 pulsations. T.: 37°2 hier soir, 37° ce matin. Le malade a rendu, dans les vingt-quatre heures, quatre litres d'urines claires.

Suppression de la caféine; continuation du régime lacté, des ventouses.

28. — État stationnaire. Respiration 36° ; pouls 120. T.: 37°2 et 37°. Malgré la polyurie qui se maintient (3,500 gr. dans les dernières vingt-quatre heures avec 41 gr. d'urée), l'œdème a peu diminué.

L'expectoration est peu abondante, moins adhérente. On reprend les frictions mercurielles à 1 gramme.

1er mars. — Même état. Urines : vol. 2300 ; D. 1010 ; urée 62,10 ; albumine 10 gr. 81.

2. — La dyspnée a de nouveau repris depuis hier soir ; insomnie complète ; respiration 52 ; pouls petit, 120 ; l'expectoration est redevenue collante ; elle est absolument sanglante ; le sang est mêlé aux mucosités, il est d'un rouge assez vif.

On n'entend pas de nouveau foyer de souffle, mais seulement des râles nombreux, disséminés partout.

L'œdème a un peu augmenté ; il envahit aujourd'hui le bras droit.

Les urines sont retombées à 750 gr. ; elles sont de nouveau colorées, troubles (D. 1012; urée 22,72 ; alb. 11,325).

T.: 37°8 hier soir, 37°5 ce matin.

3. — Persistance de la dyspnée, des crachats hémoptoïques. T.: 37°8, 37°4.

On note à gauche et en arrière un petit foyer légèrement soufflant vers la partie moyenne du poumon.

Matité absolue persistante aux deux bases jusqu'à la partie moyenne, avec disparition presque absolue du murmure vésiculaire.

Matité péricardique très augmentée, bruits cardiaques sourds.

Les urines sont troubles, un peu rougeâtres (17,29 d'urée, 12,725 d'albumine).

On reprend la caféine, l'oxygène ; cessation des frictions.

4. — Léger subdélirium nocturne. Respiration superficielle, fréquente, 64 ; pouls petit, régulier : 100. Expectoration sanglante. T.: 37°7 hier soir, 36°4 ce matin.

Le malade tombe dans la journée dans un état demi-comateux et succombe à une heure du matin.

Notre malade a donc présenté des signes évidents d'un mal Bright à marche rapide, survenu au cours d'une syphilis secondaire récente, compliquée d'accidents d'apoplexie pulmonaire à foyer multiple, avec épanchement pleural et péricardique, accidents qui ont vraisemblablement précipité le dénouement fatal ; remarquons que la température est toujours restée relativement basse, même hypothermique.

Autopsie pratiquée le 6 mars : cadavre rigide ; persistance de l'œdème aux membres inférieurs.

Nous laisserons de côté tout ce qui touche à la cavité thoracique (poumons, plèvre, péricarde, cœur), ainsi qu'au foie et à la rate, pour arriver directement aux reins.

Rein gauche : poids 200 gr. La surface est absolument lisse et la capsule se détache très facilement ; sur la coupe, la surface corticale est un peu épaissie, un peu pâle, mais sans coloration blanchâtre nette ; les pyramides de Malpighi semblent normales.

Les artères incisées jusqu'à la zone limitante ne présentent aucune altération appréciable.

Rein droit : 230 grammes. Comme le précédent, il est lisse, uni, se décortique bien, sauf vers son sommet où l'on remarque en deux ou trois points des dépressions cicatricielles au niveau desquelles le rein commence à se scléroser ; en ces points la capsule était adhérente. Sur la face antérieure, dans sa moitié supérieure, on voit des îlots plus ou moins irréguliers, d'une coloration jaune, durs, entourés d'une zone injectée, presque ecchymotique ; sur les coupes on voit ces îlots pénétrer en coin dans la substance corticale jusqu'à la base des pyramides de Malpighi, ils sont jaunes, lisses, durs, entourés d'une bande très congestionnée : ce sont des infarctus rénaux.

Le reste du parenchyme est pâle ; la substance corticale est très légèrement épaissie, les colonnes de Bertin surtout sont tuméfiées, saillantes sur la coupe, leur surface est granuleuse et rappelle, suivant la comparaison faite en pareil cas, la chair d'anguille ; les pyramides de Malpighi sont nettes, mais relativement peu colorées.

La consistance du parenchyme n'est pas sensiblement accrue.

Les branches de l'artère rénale et celle-ci même sont normales : pas de coagulation dans leur lumière.

Bassinet normal.

Nous constatons donc : d'une part, des altérations rénales un peu différentes de celles qui ont été vues dans des cas semblables à celui-ci, c'est-à-dire du gros rein blanc ; il semble ici que nous ayons une néphrite diffuse subaiguë, autant interstitielle qu'épithéliale, avec tendance même sur certains points à la rétraction de l'organe.

Le reste de l'autopsie, que nous avons passé, avait donné, d'autre part, des altérations de myocardite, avec thrombose, sous forme de végétation globuleuse dans le rein droit, péricardite, embolies pulmonaires multiples, pleurésie, relevant vraisemblablement d'infections secondaires surajoutées qui ont déterminé la mort rapide, bien plus que les lésions rénales elles-mêmes.

Observation IV

(Publiée par MM. DARIER et HUDELO, prise dans le service du professeur FOURNIER (*Annales de dermatologie et de syphiligraphie*, 1893).

Le nommé M... âgé de quarante-neuf ans, serrurier, entre le 19 février 1893 à la salle St-Louis, n° 12. Les antécédents de famille du malade n'offrent rien de bien intéressant ; sa mère serait morte de saturnisme, ainsi qu'un frère; son père a succombé à une angine diphtéritique ; sa femme est morte tuberculeuse, ainsi qu'un fils.

M... a toujours été bien portant jusqu'à l'âge de vingt ans où il a contracté une fièvre typhoïde dont il a guéri sans incident; il y a une dizaine d'années, légère attaque de sciatique. Il y a sept mois, le malade a eu un chancre du sillon balano-préputial accompagné d'adénopathie inguinale ; soignée par un pharmacien, cette lésion guérit en vingt jours environ.

Notons encore que, depuis trois mois, le malade, qui travaillait à l'édification d'une maison, a beaucoup souffert des rigueurs de l'hiver, exposé au froid et à l'humidité.

Enfin, l'alcoolisme est indubitable (2 à 3 litres de vin par jour, plusieurs absinthes, 2 ou 3 petits verres).

Il y a trois mois, M... a commencé à ressentir des douleurs lombaires, continues, l'empêchant de se baisser, de travailler ; pas de frissons, pas de fièvre, pas de vomissements à ce moment ; les urines étaient seulement plus colorées que d'habitude, mais non diminuées ; en même temps, lassitude, les jambes lui semblent, à son dire, ankylosées. Il y a trois semaines, un matin, le malade constate que sa verge est enflée, l'œdème augmente dans la journée par le travail, diminue la nuit pour reparaître le lendemain ; puis, les jours suivants, il gagne successivement le scrotum, les membres inférieurs. En même temps, et surtout depuis huit jours, se produisit une dyspnée de plus en plus intense qui finit par obliger le malade à quitter son travail. A aucun moment, il n'aurait souffert de céphalalgie.

Actuellement nous sommes en présence d'un homme assez vigoureux encore, bien musclé, mais très anémié : le visage est pâle, les muqueuses décolorées, la peau sèche, terreuse.

Il présente des signes de syphilis : syphilides buccales, linguales, abondantes ; érythème pharyngé.

Œdème généralisé ; œdème des paupières, bouffissure de la face, œdème du tronc, des membres inférieurs et du scrotum.

Les urines des 24 heures atteignent 2 litres et demi ; elles sont un peu troubles, et renferment 11 gr. 55 d'albumine par litre ; pas de troubles de la miction, pas de pollakyurie. Pas d'hypertrophie manifeste du cœur, pas d'abaissement de la pointe ; à l'auscultation, dédoublement net du premier temps ; pas de palpitations, mais seulement une sensation de gêne, de poids à la région précordiale.

Pas d'hémorragies ; ni épistaxis, ni purpura. Artère temporale un peu dure et flexueuse. Pouls radial normal. Sensation de doigt mort parfois.

Matité thoracique aux deux bases avec diminution très marquée des vibrations vocales ; à ce niveau affaiblissement très marqué du murmure vésiculaire, pas de souffle, ni d'égophonie ; quelques râles sous-crépitants disséminés des deux côtés en avant. La respiration est

courte, et de temps en temps le malade a des accès de dyspnée inter-
mittents, intenses, qui l'obligent à quitter son lit.

Pas de troubles digestifs, appétit conservé ; diarrhée légère. Bour-
donnement d'oreille ; pas de troubles visuels.

Pas de fièvre ; céphalalgie continue, légère ; insomnie.

Le malade est soumis au régime lacté absolu ; 4 grammes de frictions mercurielles et d'iodure de potassium.

22 février.— L'état est stationnaire ; le malade, qui boit le lait avec
répugnance, se plaint de l'augmentation de sa diarrhée ; mais la céphalalgie, la dyspnée se sont amendées ; l'œdème ne s'est pas modifié,
non plus que les signes d'épanchement thoracique, prédominants à
droite.

26.— Légère diminution del'œdème. Pas d'ascite. Dyspnée disparue ;
le malade tousse un peu ; la matité augmente dans le thorax et en arrière à droite, elle atteint l'épine de l'omoplate ; pas de skodisme sous-
claviculaire. La diarrhée continue (cinq à six selles par jour). La quantité des urines par vingt-quatre heures s'est notablement abaissée ces
jours-ci ; albumine toujours à flots.

1er mars. — Persistance d'une diarrhée intense ; pas de modifica-
tions.

5. — En présence de l'intensité de la diarrhée qui fatigue beaucoup
le malade, M. Fournier réduit la dose quotidienne de lait à trois
quarts de litre et permet au malade l'usage de côtelettes sans pain.
L'œdème a notablement diminué, mais l'hydrothorax augmente ; pas
de signes d'hydropéricarde.

7. — La diarrhée a beaucoup diminué, en même temps que le taux
des urines se relevait notablement.

L'œdème ne bouge plus et l'on note un peu d'ascite. Forte céphalée.
Dyspnée continue avec exacerbation ; matité absolue, avec souffle et
égophonie dans la moitié droite du thorax (application matin et soir
de ventouses sèches).

8. — Le malade souffre d'une dyspnée intense ; il a passé la nuit
entière hors de son lit, dans un fauteuil.

Les bruits du cœur sont sourds, le bruit de galop est peu net.

En présence des signes d'épanchement thoracique croissant, on
pratique une ponction à droite qui donne issue à un litre un tiers de
liquide clair, citrin ; le malade se trouve un peu soulagé par la ponction.

9. — La dyspnée s'est tout à fait amendée, et, ce matin, le malade

est plus gai. On constate toujours de la matité aux deux bases, mais on n'entend plus de souffle à droite.

Un litre d'urines en vingt-quatre heures : l'albumine varie de 5 à 8 grammes par litre. Le bruit de galop est des plus nets aujourd'hui.

10. — Insomnie persistante ; on prescrit 2 grammes de chloral à prendre le soir. L'examen du thorax montre à gauche de la matité dans le tiers inférieur, avec affaiblissement de la respiration, abolissement des vibrations et égophonie : à l'union du tiers inférieur avec les deux tiers supérieurs, on entend du souffle après avoir fait tousser le malade ; à droite, la matité occupe la moitié inférieure ; au même niveau, abolition de la respiration, des vibrations, égophonie, souffle à la limite supérieure de la matité; dans la moitié supérieure du thorax, à droite, percussion normale, respiration forte. En avant, la respiration est forte, supplémentaire.

Bruit de galop toujours très net.

L'œdème a de nouveau un peu diminué.

Cessation des frictions ; l'iodure est réduit à 2 grammes.

11. — Le malade se trouve beaucoup mieux, il est descendu un peu au jardin; l'œdème tend à diminuer encore ; les troubles dyspnéiques ont disparu. Le régime lacté partiel est maintenu, mais le malade prend le lait avec répugnance.

15. — L'hydrothorax semble augmenter de nouveau et la dyspnée reparaît par excès.

Urines : 1200 gr. par vingt-quatre heures. Albumine 4 à 8 gr.

20. — L'œdème subit une recrudescence marquée aux membres inférieurs et au scrotum. Malgré nos avis répétés, le malade est surpris plusieurs fois mangeant du pain.

26. — Dyspnée intense : le malade reste jour et nuit debout ou assis dans un fauteuil. Signes d'épanchement dans les deux plèvres, prédominant à droite.

Bruits du cœur très sourds, un peu affaiblis mais réguliers.

27. — Le malade a eu dans la nuit une crise de dyspnée asthmatique intense et prolongée.

29. — Le malade, dont l'état n'a pas changé, se plaint de bourdonnements d'oreille et de vertiges; debout, il est obligé de s'appuyer contre les murs pour ne pas tomber.

2 avril. — Nouvelle ponction de 1200 gr. de liquide citrine dans la plèvre droite.

3. — Le malade est extrèmement faible, il ne peut quitter son lit, la dyspnée s'est amendée.

Injections de caféine et d'éther deux fois par jour.

4. — Amélioration manifeste ; le malade est levé et se promène tranquillement dans la salle, la dyspnée paroxystique a disparu malgré la persistance des signes physiques aux deux bases du thorax.

M. Fournier prescrit une solution de biiodure de mercure.

10. – Reprise de la dyspnée depuis deux jours.

11. — Le malade se plaint d'une douleur lombaire assez vive. Suppression des injections de biiodure ; continuation de la caféine, mais en potion (0 gr. 50 par jour).

12. — Etat meilleur, le malade mange de bon appétit.

17. — Etat stationnaire de l'œdème ; un peu de dyspnée par instants : l'hydrothorax est en voie d'augmentation.

Battements cardiaques réguliers, assez forts, bruit de galop très net.

20. — Nouvelle amélioration de l'état général et de la dyspnée. Dans les quinze jours qui suivent, l'amélioration persiste, la dyspnée ne revient guère que la nuit ; l'œdène a un peu diminué ; pas de modification du côté du cœur ni des urines.

10 mai. — Augmentation nouvelle de la dyspnée ; la matité remonte à droite jusqu'à l'épine de l'omoplate. Inhalations d'oxygène, surtout la nuit.

18. — Le malade n'éprouve pas de soulagement. Le cœur est tout à fait arythmique, désordonné, on ne distingue plus le bruit de galop ; dyspnée constante, toux quinteuse et fatigante.

Suspension provisoire de la caféine : le malade ne prend plus un seul médicament à l'intérieur.

30. — Le malade se sent mieux, depuis quatre ou cinq jours a voulu travailler un peu ; il a été pris cette nuit d'un violent accès de dyspnée. Nous le voyons ce matin anhélant, pâle, couvert de sueur.

Cœur très irrégulier : battements inégaux, faux pas. Pouls inégal, irrégulier.

Accalmie légère les jours suivants par le repos, la caféine.

2 juin. — On constate que les pupilles sont inégales (la droite un peu plus large) ; elles ne réagissent que très lentement et très faiblement à la lumière. Pas de paralysie oculaire. Léger affaiblissement de la vue ; parfois sensation de mouches volant dans le champ visuel.

Pas de phénomènes paralytiques du côté des membres, ni des réservoirs.

Réflexes rotuliens affaiblis.

Pas de délire.

5. — État stationnaire avec des intermittences d'aggravation et d'accalmie de la dyspnée.

9. — Accès nocturne, violent, de dyspnée. L'interne de garde fait une ponction : 2 litres de liquide clair.

Le matin, le malade n'est pas soulagé, il respire difficilement, la face est pâle, les lèvres cyanosées.

Anasarque généralisé, œdème considérable de la face, des paupières, des lèvres.

Cœur complètement arythmique.

Le malade succombe en asystolie à sept heures du soir, le 10 juin.

AUTOPSIE. — Infiltration œdémateuse généralisée, ventre très distendu.

Nous passerons encore sous silence tout ce qui a trait aux autres organes pour arriver immédiatement aux reins.

Rein gauche : Poids 165 grammes. Capsule adipeuse un peu adhérente.

L'organe est petit ; son tissu, ferme, résiste à l'ongle ; la capsule propre est peu adhérente.

La substance corticale et celle des pyramides sont diminuées de hauteur.

La surface extérieure du rein est piquetée de petites taches jaunes reposant sur un fond saumon parcouru par de petits vaisseaux dilatés ; sur les coupes, on note un piqueté de grains inégaux, submiliaires, très nombreux, à bords un peu diffus, de coloration blanc opaque, tranchant sur un fond rose ardoisé, parcouru par de petits vaisseaux nombreux, qui forment de minuscules étoiles à rayons ondulés.

Rein droit : Poids 155 grammes.

La capsule se détache facilement. Le rein est petit, ferme, résistant à l'ongle. A sa surface se voient cinq ou six taches grises, étoilées, déprimées.

Amincissement des deux substances.

Extérieurement, l'organe est d'une coloration rosée, la surface est semée de minuscules taches jaunâtres et d'étoiles vasculaires rougeâtres.

A la coupe, la substance corticale présente un fond gris pâle, parcouru par des sortes de rayons ou de colonnes : les unes d'un rouge vif, les autres d'un blanc plus ou moins crémeux, alternant ensemble.

Dans le bassinet, arborisation de vaisseaux dilatés et quelques petites ecchymoses.

Les vaisseaux du hile sont normaux des deux côtés.

PATHOGÉNIE

Nous n'allons pas exposer ici les théories pathogénétiques de l'albuminurie ; nous nous contenterons seulement de les citer.

Nous savons, en effet, que la filtration de l'urine dépend à la fois de la composition du sang, de la pression vasculaire, de l'activité propre de l'épithélium rénal, et qu'enfin elle est influencée dans une certaine mesure par l'action du système nerveux. Il importe de rechercher quelle part doit être faite à chacune de ces conditions dans l'apparition de l'albumine dans l'urine ; on peut supposer en effet que l'élimination anormale de cette substance par le rein est due à une altération du sang, à un trouble vasculaire ou nerveux, à une lésion de l'épithélium. Nous pouvons donc ranger les conditions expérimentales de l'albuminurie sous les trois chefs suivants :

1° Conditions chimiques ;

2° Conditions physiques et mécaniques ;

3° Conditions organiques.

Chacune de ces théories a eu ses défenseurs. Pour ce qui est de la syphilis, sur laquelle des trois nous reposerons-nous ?

Il n'est pas surprenant que les reins soient lésés parfois par la syphilis ; on pourrait s'étonner plutôt de leur immunité si fréquente au cours de cette affection.

Pourtant nombre d'auteurs ont contesté que les accidents rénaux fussent sous la dépendance directe du virus vénérien.

En Allemagne surtout, Fürbringer, Guntz, Ed. Lang, We-
lander, sont revenus à l'erreur ancienne qui attribuait au
mercure toute albuminurie survenant chez un syphilitique,
et ils ont soutenu que le mercure aux doses usuelles, et
quel que soit le mode d'administration du médicament, pouvait provoquer, outre la stomatite et l'entéro-colite, une albuminurie et une cylindrurie, passagères à la vérité, sans
gravité, et ne laissant pas de traces après cessation du
traitement et élimination du toxique.

Nous avons cru voir, par l'anatomie pathologique des néphrites syphilitiques précoces, qu'elles étaient primitivement
parenchymateuses, épithéliales ; or il est admis qu'il est dans
l'œuvre de la syphilis de frapper les stromas interstitiels et
d'épargner les éléments nobles des organes.

Il faut peut-être en rabattre de cette doctrine trop absolue :
dans le foie, dans le poumon, dans le système nerveux, dans
le système cutané lui-même, bien des faits témoignent en
faveur d'une atteinte parfois primitive des éléments nobles.
Dire que la néphrite précoce découle de l'irritation des reins
par les toxines et non de l'action du bacille soupçonné de la
syphilis, c'est émettre une pure hypothèse à laquelle la dé-
couverte de l'insaisissable micro-organisme pourra seule
apporter une solution.

DIAGNOSTIC — PRONOSTIC — TRAITEMENT

Avons-nous une preuve certaine de diagnostic pour les néphrites syphilitiques précoces ?

Je crois qu'aucune n'est absolue.

Le diagnostic ne peut reposer, en effet, que sur un ou plusieurs des éléments suivants :

1° L'existence certaine chez le sujet en question d'une syphilis récente ;

2° L'absence de toute autre circonstance étiologique capable de léser le rein ;

3° La coïncidence actuelle d'accidents syphilitiques cutanés ;

4° L'action favorable du traitement spécifique.

L'étude attentive des symptômes arrive à nous faire remarquer deux types d'albuminurie syphilitique secondaire.

D'abord le malade est reconnu déjà comme syphilitique et traité comme tel, lorsque se manifestent certains symptômes anormaux tenant à la présence d'albumine dans les urines ; ou bien le malade se présente à nous avec tous les signes de l'albuminurie ; alors il faut rechercher la syphilis.

Dans le premier cas, on doit soupçonner l'albuminurie quand, au début de la syphilis, on voit apparaître des symptômes de ce genre : maux de tête n'ayant pas un caractère essentiellement nocturne et s'accompagnant d'un état nauséeux et parfois de vomissements ; de plus les malades sont essoufflés à la suite du moindre effort et ont quelques douleurs lombaires. Il y a parfois un léger œdème des malléoles et un peu d'infiltration des paupières. Tout cela doit donc attirer l'attention du côté des urines.

Dans le second cas, les malades accusent des symptômes d'origine nettement albumineuse. Ils sont bouffis, pâles, avec un œdème considérable. Les urines sont fortement albumineuses. Il faut faire le diagnostic étiologique.

Or, si on ne rencontre aucune des causes ordinaires des néphrites, surtout chez les jeunes, il faut rechercher la syphilis. On peut bien trouver une cause banale, comme un refroidissement; mais ce n'est là que la cause occasionnelle.

Il peut aussi se présenter un troisième cas ; par exemple, un individu déjà albuminurique qui prend la syphilis. Je crois que l'observation V, due à l'obligeance de M. le professeur Ducamp et que je donne plus loin, peut s'appliquer à un cas pareil.

En résumé, pour éviter de méconnaître la néphrite syphilitique précoce, il faut examiner les urines de tous les syphilitiques avant le traitement ; on pourra ainsi faire la part de ce qui revient directement à l'infection, après avoir, bien entendu, éliminé l'action de circonstances accessoires.

Pour ce qui est du pronostic, l'albuminurie précoce, même légère, est toujours fâcheuse ; il n'est pas certain qu'elle ne laisse aucune trace dans les reins ; la plupart des auteurs y voient aussi une prédisposition à la stomatite mercurielle; la néphrite précoce, avec signes d'insuffisance urinaire, est grave ; elle guérit pourtant plus souvent qu'elle ne tue ; l'effet favorable de la médication antisyphilitique, jointe à celle des néphrites en général, en rend le pronostic moins sombre que celui des néphrites d'autre cause.

Quel est le traitement à faire suivre ?

Nous l'avons déjà dit en substance, sans pourtant insister. Certains auteurs craignent l'emploi du mercure, à cause, disent-ils, de la non-élimination de cet agent médicamenteux par les reins malades ; d'autres font du mercure une cause possible d'albuminurie et ne le donnent pas de peur d'augmenter l'affection rénale.

Donc, si le malade n'a déjà suivi un traitement, nous lui donnerons du mercure, et cela de diverses façons, suivant qu'il pourra mieux le supporter : soit du sirop de Gibert par la voie stomacale, soit en frictions, soit enfin en injections (calomel), que nous donnerons à doses massives, mais à des époques assez éloignées (deux injections toutes les trois semaines). Si, au contraire, le malade a déjà pris du mercure, nous commencerons par des doses assez faibles d'iodure de potassium (un gr. par jour) que nous augmenterons progressivement.

Nous pourrons aussi employer le traitement mixte.

Il ne faut pas oublier aussi de recommander au malade l'usage du chlorate de potasse pour éviter la stomatite.

Au début, le régime lacté doit être prescrit avec la plus grande rigueur, ainsi que le repos.

Nous donnons ici l'observation que nous devons à l'obligeance de M. le professeur Ducamp ; si nous ne l'avons pas fait figurer à côté des autres, c'est qu'au dernier moment nous avons cru nous apercevoir que notre diagnostic n'était pas très exact.

Observation V

Due à l'obligeance de M. le professeur Ducamp

Le nommé X..., âgé de vingt-cinq ans, employé de commerce, né à Montpellier, nous fait appeler auprès de lui le 18 mai 1896.

Antécédents héréditaires. — Père et mère vivants et bien portants.

Antécédents personnels. — Eut la rougeole vers l'âge de trois ans, mais depuis s'est toujours bien porté jusqu'à l'âge de dix-huit ans, époque à laquelle il prétendit souffrir des reins légèrement, et cette douleur ne l'aurait jamais quitté jusqu'à aujourd'hui, sans qu'il y ajoutât grande importance ; a fait son service militaire en 1891 et 1892, sans maladie.

Blennorrhagie à dix-huit ans, non soignée, avec orchite ; l'écoulement s'est montré encore récemment, mais a disparu depuis deux mois environ.

Il y a environ quinze mois, en avril ou mai 1895, X... contracta un chancre induré du prépuce.

Il ne fit pas de traitement interne au début, prit seulement un peu d'iodure de potassium.

Bientôt apparurent les accidents secondaires : plaques muqueuses dans la bouche et roséole légère. X.... continua pourtant son travail.

Le docteur Brousse, consulté en juin 1895, ordonna, nous dit le malade, des pilules de Dupuytren ; mais ce traitement ne fut nullement suivi.

Plus tard, le malade lui-même s'étant procuré un ouvrage du professeur Fournier, y puisa un traitement qu'il suivit, car il nous avoua avoir pris 300 pilules de Ricord. Il s'aperçut alors de la chute de ses cheveux.

X.... avait cessé son traitement depuis le mois d'avril 1896, lorsque, vers la fin avril, il éprouva de grandes fatigues, un malaise général, de la céphalalgie ; il avait le sommeil facile, des impressions de froid. Pendant quelques jours il eut de l'insomnie causée par le mal aux reins et la céphalalgie.

Une seule fois il éprouva des nausées et des vomissements.

Le 10 mai 1896, X.... constate qu'il a les pieds et les jambes enflés.

Auparavant, dans le courant du mois, il avait des sensations de constriction surtout derrière la tête. Il avait aussi la face un peu bouffie.

On nous fait appeler, le 18 mai 1896, et voici ce que nous constatons :

Œdème des deux membres inférieurs jusqu'au-dessus du genou ; œdème du scrotum ; œdème de la face ; pas d'ascite ni d'œdème pulmonaire ; somnolence.

Bruits du cœur affaiblis et lointains.

Le pouls donne 40 pulsations par minute.

Nous ordonnons alors le régime lacté, de la caféine et du bicarbonate de soude, avec recommandation de conserver les urines de la journée pour les faire examiner.

19 mai. — L'état est sensiblement le même que la veille, le pouls est toujours à 40 pulsations.

L'urine examinée renferme une notable proportion d'albumine, pas de glucose.

Le 20 mai. — L'œdème des membres inférieurs commence à disparaître.

Les bruits du cœur sont moins sourds.

Le pouls, toujours affaibli, 44 pulsations, avec quelques intermittences.

Les urines de vingt-quatre heures équivalent à peu près à 1 litre.

La quantité d'albumine, qui le premier jour était d'environ 4 grammes par litre, s'élève aujourd'hui à 6 gr. 50.

Le dépôt est peu abondant; on y trouve surtout des globules blancs, des cellules épithéliales et quelques fragments des tubes du rein.

21. — Il y a très peu d'œdème des malléoles; le pouls remonte à 54 pulsations.

La quantité d'urine augmente, environ 1 litre 1/4.

Nous donnons alors 1 gramme d'iodure de potassium.

22. — Urines, 1 litre 1/2. Pouls, 56. Iodure, 2 grammes.

La quantité d'albumine diminue. Nous n'avons que 5 gr. 75 par litre; peu de dépôt.

23. — Urines, 1 litre 3/4. Pouls, 50. Iodure, 3 grammes. Diminution de l'albumine, 4 gr. 75. Quelques globules rouges.

L'œdème des membres inférieurs a complètement disparu.

24. — Urines, 2 litres. Pouls, 64. Iodure, 3 grammes. Nous cessons la caféine.

Quantité d'albumine, 3 gr. 50 par litre; dépôt presque nul, pas de globules sanguins.

25. — Urine, 2 litres 1/4. Pouls, 60. Iodure, 3 grammes. Quantité d'albumine, 3 gr. 25 par litre.

26. — Urine, 2 litres. Pouls, 60. Iodure, 3 grammes. Quantité d'albumine, 3 grammes.

27. — Urine, 2 litres 1/2. Pouls, 64. Iodure, 3 grammes. Quantité d'albumine, 2 gr. 50.

28. — Urine, 2 litres 1/2. Pouls normal. Iodure, 3 grammes. Quantité d'albumine, 2 gr. 25.

29. — Urine, 2 litres 1/2. Pouls, 75. Iodure, 3 grammes. La quantité d'albumine augmente et s'élève à 4 grammes par litre.

30. — La quantité d'albumine revient à 2 grammes par litre, et le dosage de l'urée donne 16 grammes.

31. — Pouls, 88. Quantité d'albumine, 2 gr. 75, par conséquent a augmenté. Iodure, 4 grammes.

1er juin. — Albumine, 1 gr. 75. Urée, 16 gr. 20.

Les jours suivants, le malade prend 5 grammes d'iodure, et la quantité d'albumine oscille autour de 2 grammes par litre ; la quantité d'urée ne varie pas.

L'iodure a été supprimé le 5 juin et remplacé par le sirop de Gibert. Puis le 9 juin, jour où le malade a commencé à se lever, nous avons institué le traitement mixte.

A partir de ce jour-là, la quantité d'albumine remonte à plus de 2 grammes, oscille pendant quelques jours, et nous constatons que ce sont les jours où les urines sont colorées par les globules sanguins que l'albumine est plus abondante.

Nous arrivons à avoir seulement 1 gr. 45 d'albumine par litre le 10 juin ; mais puis nous oscillons tout le temps dans les environs de 2 grammes, jusqu'au 3 juillet où nous augmentons encore.

6. — Pointes de feu sur toute la région lombaire. Mais les jours suivants nous ne constatons pas d'amélioration.

Depuis cette époque, la quantité d'albumine s'est toujours maintenue dans les environs de deux grammes par litre, et le 24 juillet nous avons un gramme soixante-dix. L'état général s'est toujours maintenu satisfaisant.

Le traitement mercuriel institué dans le courant du mois de juin, au lieu d'avoir produit une amélioration, semblerait au contraire avoir fait augmenter la quantité d'albumine.

De plus, le malade se plaint d'une très forte gingivite et de douleurs faciales, mais celles-ci peuvent être dues à de la carie dentaire.

Enfin, depuis quelques jours nous avons donné du tannin pour une très forte diarrhée qui heureusement a vite disparu, et de l'iodure de potassium à haute dose, quatre grammes, six grammes et huit grammes par jour : pourtant l'albumine n'a aucune tendance à disparaître, pas même à diminuer.

Tout cela nous amène donc à dire que dans ce cas particulier nous avons affaire à une néphrite chez un syphilitique à la période secondaire, il est vrai ; mais il est probable que notre diagnostic a été faux et que cette néphrite n'a pas eu pour cause dans ce cas la syphilis. Elle peut l'avoir aggravée, mais il est probable qu'il faut chercher ailleurs la cause première.

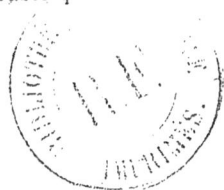

CONCLUSIONS

1° Dans la période secondaire, la syphilis peut occasionner des troubles rénaux, et cela surtout au début des accidents secondaires.

2° L'albuminurie est souvent passagère, mais elle peut parfois persister pendant un temps assez long, plusieurs mois.

3° Cette albuminurie est due, d'après les autopsies faites jusqu'ici, à des lésions de l'épithélium.

4° Le traitement spécifique avec le régime lacté donnent de bons résultats au point de vue de la disparition de l'albumine des urines, ainsi que des autres accidents syphilitiques.

INDEX BIBLIOGRAPHIQUE

PERROUD. — Journal de médecine de Lyon, 1867.

BARTHÉLEMY. — Annales de dermatologie et syphiligraphie, 1881.

COHADON. — Thèse de Paris, 1882.

MAURIAC. — Revue de Hayem, 1886-87.

LÉCORCHÉ et TALAMON. — Albuminurie et mal de Bright, 1888.

JULLIEN. — Traité pratique des maladies vénériennes.

HUDELO. — Annales de dermatologie et syphiligraphie, 1893.

DARIER. — Annales de dermatologie et syphiligraphie, 1893.

JACCOUD. — Semaine médicale, 1893.

DEBOVE et ACHARD. Manuel de médecine, t. VI, 1895.

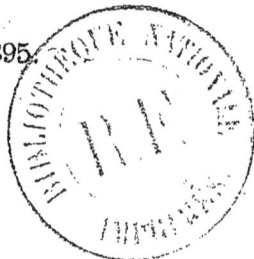

259

www.ingramcontent.com/pod-product-compliance
Lightning Source LLC
Chambersburg PA
CBHW071338200326
41520CB00013B/3026